AF336570

DOCTEUR MOUNIER
de Paris

Traitement de la Surdité
à Marche Progressive

PAR LE

« TYMPANO=MASSEUR »

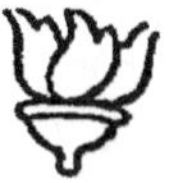

FRANCK=VALERY

INGÉNIEUR-ACOUSTICIEN

CONSTRUCTEUR

9, Rue Richepanse, 9

PARIS

DOCTEUR MOUNIER

de Paris

Traitement de la Surdité
à Marche Progressive

PAR LE

" TYMPANO=MASSEUR "

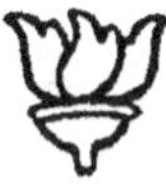

FRANCK=VALERY

INGÉNIEUR-ACOUSTICIEN

CONSTRUCTEUR

9, Rue Richepanse, 9

PARIS

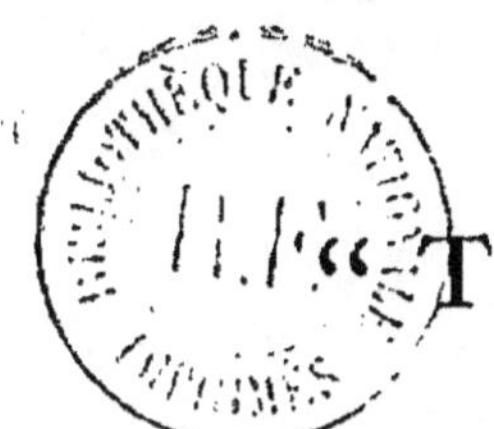

" TYMPANO-MASSEUR "

BREVETÉ S. G. D. G.

présenté au Congrès d'Oto-Rhino-Laryngologie

le 12 Mai 1921.

Traitement de la Surdité
à Marche Progressive

PAR LE

" TYMPANO=MASSEUR "

En présence des résultats peu encourageants des vieilles méthodes, la thérapeutique de la surdité à marche progressive s'oriente de plus en plus vers le massage *raisonné* de l'oreille.

Mais pour des lésions venues sournoisement et ayant mis des années à produire une diminution notable de l'audition, il faut un massage *journalier* pendant des semaines et des mois.

Le malade doit donc être mis à même de pratiquer facilement cette thérapeutique, et c'est ce qui légitime la création du **Tympano-Masseur**.

Le **Tympano-Masseur** dont nous allons vous entretenir maintenant, doit ses effets curatifs au lancement d'ondes sonores produites par l'électricité, elles impriment les secousses qui agissent en stimulant et vivifiant de façon permanente l'oreille.

ANATOMIE DE L'OREILLE

L'oreille est divisée en trois parties : l'oreille externe *(N)*, l'oreille moyenne *(e)* et l'oreille interne *(L)*.

La partie visible est connue sous le nom d'oreille externe et elle s'étend dans la tête jusqu'au tympan.

L'oreille moyenne est une cavité remplie d'air dans laquelle se trouvent les osselets *(B, I et F)* ou petits os connus sous la désignation de marteau *(B)*, enclume *(F)*, et étrier *(I)*.

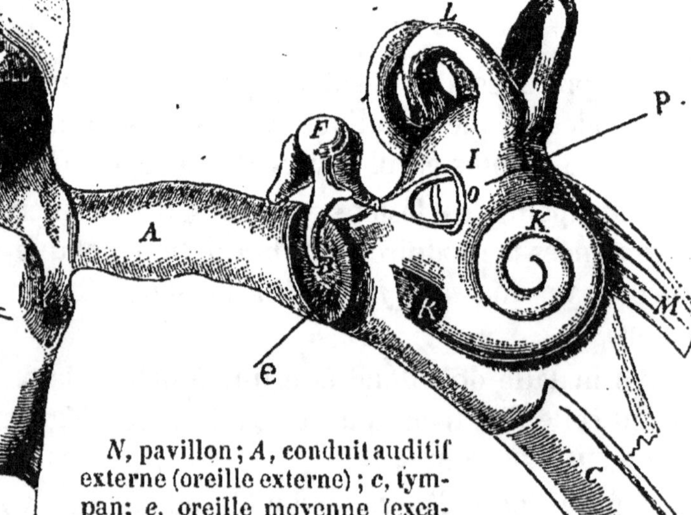

N, pavillon ; A, conduit auditif externe (oreille externe) ; c, tympan ; e, oreille moyenne (excavation remplie d'air) ; B, marteau ; F, partie antérieure de l'enclume ; I, étrier ; B, F, I, la chaîne des osselets reliant le tympan à l'oreille interne ; L, labyrinthe (oreille interne) ; K, limaçon osseux ou cochlée ; C, trompe d'Eustache, conduit d'air qui s'étend de l'oreille moyenne au pharynx nasal ; M, rameaux du nerf acoustique.

Ces osselets agissent conjointement, comme les anneaux d'une chaîne, et s'étendent à travers l'oreille moyenne du tympan *(c, d)* à la fenêtre ovale qui, à son tour, se rattache à l'oreille interne.

Le son qui pénètre dans l'oreille oblige le premier de ces petits os, le marteau, à mobiliser le second, l'enclume qui, à son tour, agit sur le troisième, l'étrier.

L'oreille interne *(P)*, qui est séparée de l'étrier par la fenêtre ovale, est remplie de liquide.

Destiné à protéger la caisse, le tympan a surtout comme fonction principale de transmettre les vibrations sonores à la chaîne des osselets qui, par l'étrier, agit sur l'oreille interne.

Nous n'avons nulle intention de faire ici, à fond, l'anatomie de l'oreille, mais, pour que ceux qui ne sont pas au courant du fonctionnement de cet organe puissent entièrement comprendre pourquoi le **Tympano-Masseur** atteint des parties jusqu'alors inaccessibles, il est de toute nécessité de donner en langage simple quelque idée de sa construction.

Le son porté par l'air arrive au tympan et le fait vibrer; les vibrations se communiquent à la chaîne des petits os, et par eux à travers l'oreille moyenne, jusqu'à la fenêtre ovale, qui les transmet au liquide de l'oreille interne.

Les vibrations, ayant atteint ce liquide, sont alors transmises au nerf auditif et de là au cerveau.

PATHOLOGIE

Nous allons montrer en quelques mots comment les lésions se produisent dans l'oreille.

L'inflammation **non suppurative** de l'oreille moyenne peut être soit hypertrophique, soit hyperplastique.

La forme hyperplastique est l'état connu ordinairement sous la désignation de **sclérose** de l'oreille moyenne,

L'inflammation de forme hyperplastique suit un cours régulier. La membrane muqueuse de la caisse est gonflée, l'afflux de sang augmente et, à un moment donné, survient l'hypertrophie des tissus.

La trompe d'Eustache participe à ces modifications. La membrane muqueuse est gonflée et son conduit diminue de calibre.

L'engorgement continuant, des tissus de nouvelle formation apparaissent entre les parois et le passage se contracte de plus en plus.

Il en résulte que la pression intratympanique étant diminuée, la membrane du tympan et la chaîne des osselets sont refoulées à l'intérieur vers la paroi osseuse de l'oreille moyenne.

La membrane du tympan se détend graduellement et même alors que le calibre du tube est revenu à état normal, souvent elle reste lâche.

L'agglomération des osselets, les uns contre les autres et contre la paroi interne de la caisse, augmente le processus inflammatoire à l'intérieur de l'oreille moyenne; **des adhé-rences** se forment entre la paroi interne de la caisse et la chaîne des osselets.

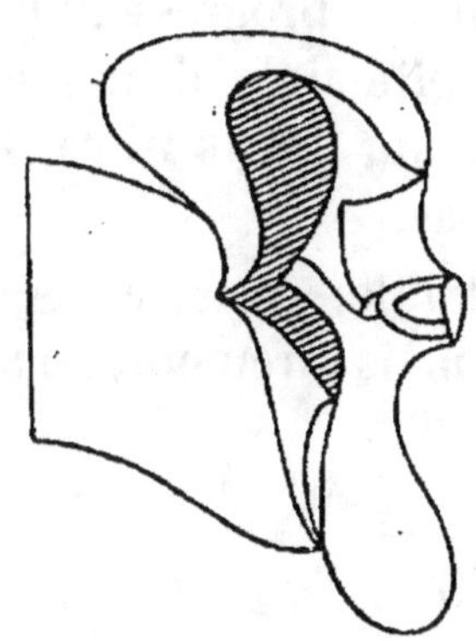

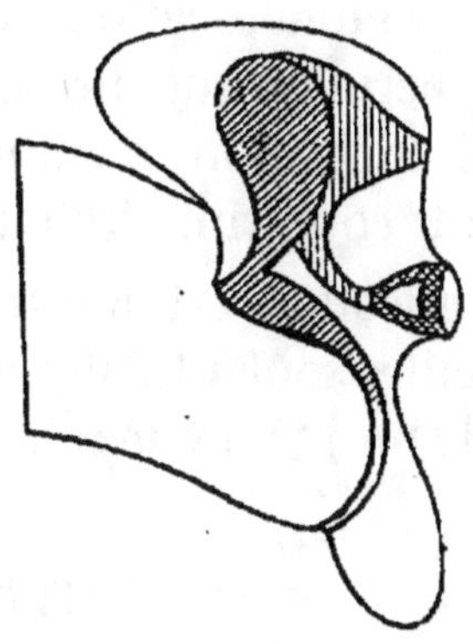

Coupes transversales verticales du conduit auditif externe, du tympan et de la caisse tympanique.
(Schémas faisant voir les différences entre les deux états : normal et anormal).

Le tenseur du tympan, graduellement s'atrophie faute d'être en mouvement, ses fibres musculaires disparaissent et sont remplacées par des tissus de nouvelle formation.

Quand ceci a eu lieu, même si la trompe d'Eustache reprend son calibre normal, la fausse position des osselets et de la membrane persiste, à cause de la rigidité du tenseur tympanique, etc.

Les adhérences entre les chaînes des osselets et la paroi osseuse profonde ou promontoire se montrent généralement dans la région de la fenêtre ovale.

Ces adhérences se trouvent très fréquemment à la paroi labyrinthique ainsi qu'à la chaîne des osselets qu'elle immobilise.

Quand ces modifications hypertrophiques progressent jusqu'à l'état hyperplastique les éléments cellulaires des tissus de nouvelle formation se changent **en épais tissus fibreux** qui, fortement, comprime le tout vers le bas.

Cette affection est rarement unilatérale, dans la règle les deux oreilles sont atteintes ensemble, mais rarement, pourtant, ensemble au même degré.

SYMPTOMES

La douleur est rare, pourtant, il est des cas qui se présentent avec des antécédents de crises répétées d'otalgie.

Les premiers symptômes qui attirent l'attention du malade sont des bruits subjectifs qui varient de caractère.

Parfois c'est une pulsation synchronique au pouls cardiaque, d'autres fois ce sont les bourdonnements, le bouillonnement de l'eau, l'échappement de la vapeur ou du gaz, les bruits de coquillage, les divers sifflements de cascade, les bruits métalliques, etc.

Ces bruits peuvent être constants ou intermittents.

L'ouïe est considérablement atteinte, **avant que le malade ait conscience du dommage,** le processus hyperplastique ayant progressé lentement, mais sûrement et amené *une solide ankilose* de la chaîne des osselets.

L'apparition de tintements dans une oreille saine auparavant doit toujours être considérée comme un symptôme grave.

TRAITEMENT

LE MASSAGE MÉTHODIQUE est le seul moyen de rendre à ces parties leur équilibre normal.

Comme la mise en mouvement de la chaine des osselets est due, dans les conditions normales à des vibrations aériennes, il est logique de présumer que la méthode qui s'impose est celle du massage à l'aide d'un corps résonnant.

Les instruments construits autrefois en vue du massage ne produisaient pas de forces suffisantes à rompre les **adhérences**, ils imprimaient simplement à la chaîne des osselets, un mouvement oscillatoire qui la déplaçait en masse, ce qui, dans certains cas, aggravait au lieu d'améliorer l'état local par suite aussi d'un massage mécanique exagéré.

TYMPANO-MASSEUR

Le **Tympano-Masseur** est un appareil de volume restreint qui peut se mettre dans la poche, il est donc d'un transport facile.

Il se compose :

1° D'une source électrique (pile de poche, accumulateur, ou prise de courant **spécial** sur le secteur);

2° D'un système vibro-pneumatique.

Son but est d'employer au massage du tympan et des osselets la vibration de la plaque d'un récepteur téléphonique approprié, le dispositif de ce récepteur ayant été agencé pour avoir de fortes vibrations.

De plus, l'air existant entre la plaque vibrante et le diaphragme est projeté au fond du conduit et vient frapper directement le tympan dont il produit le massage.

Appliqué contre le pavillon de l'oreille, le récepteur peut produire un ébranlement de l'air du conduit qui amène un déplacement rapide et plus ou moins accentué de la membrane du tympan.

La résultante est un mouvement de va-et-vient de cet organe qui entraîne forcément un jeu consécutif des articulations des osselets d'où un massage rapide et régulier de tout l'appareil de réception et de conduction des sons.

De plus, ce massage vibro-pneumatique allonge peu à peu jusqu'à les rompre, les **adhérences** de la chaîne aux parois voisines et réduit les dépôts calcaires et fibreux en activant la circulation dans toute la caisse comme il fait en tout autre partie du corps.

Normalement, les trois os (osselets) entrechoquent leurs vibrations les unes contre les autres, jusqu'à ce que la fenêtre ovale soit atteinte, il faut donc qu'il y ait plus ou moins de mouvement dans les articulations.

Quand l'ankilose calcaire ou fibreuse apparaît; ces articulations s'unissent, et c'est alors une masse rigide qui essaie de vibrer avec la flexibilité de chaque os en particulier.

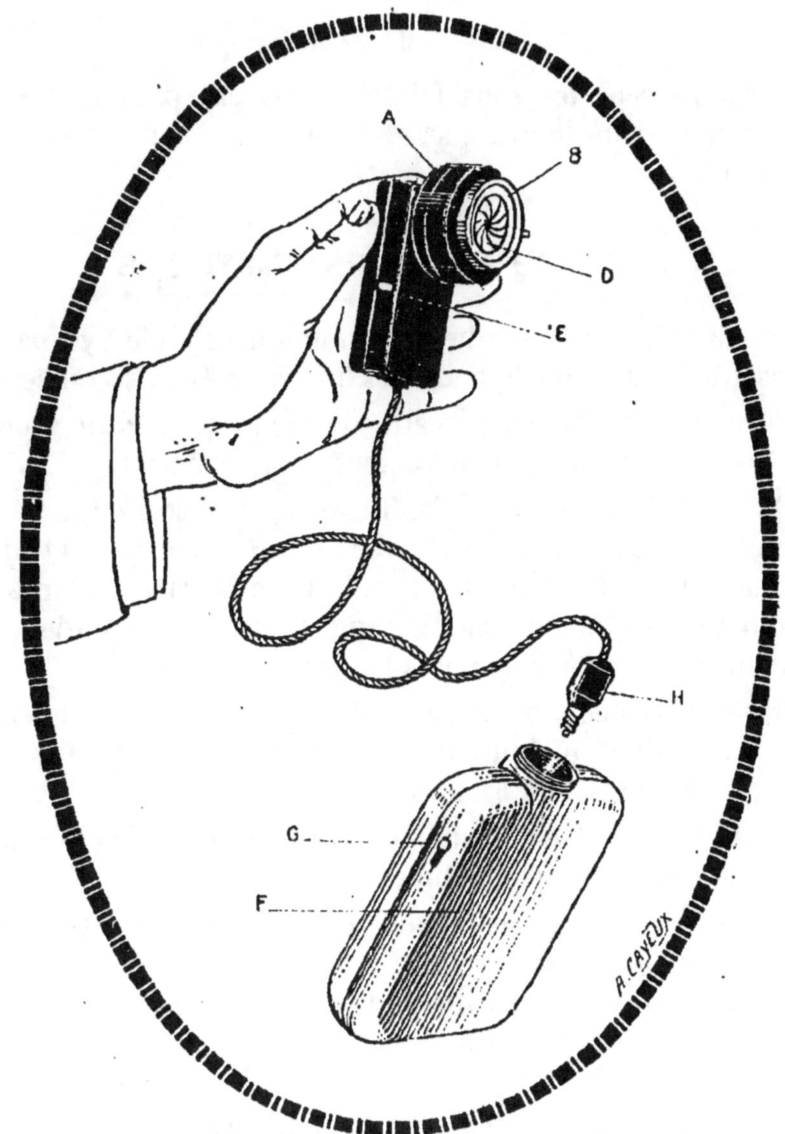

Le Tympano-Masseur prêt à être appliqué sur l'oreille externe. (A) boîtier renfermant la plaque vibrante; (B) capsule manométrique où se comprime l'air; (D) diaphragme permettant le réglage de l'air; (E) contact d'intermittence; (F) boîtier contenant la pile; (G) interrupteur; (H) prise de courant.

Naturellement les sons faibles n'arrivent pas à mettre en mouvement cette lourde masse et en conséquence l'ouïe est affectée.

MASSAGE VIBRO-PNEUMATIQUE

Les vibrations phonétiques, communiquées par le **Tympano-Masseur** ont un caractère aigu et impriment une secousse.

Elles mettent chaque parcelle de l'appareil auditif touché par des ondes sonores, entièrement en mouvement.

Quand on l'applique sur l'oreille externe, il se produit généralement, une sensation particulière et très agréable de titillation dans l'oreille moyenne et une action correspondante de stimulation de la circulation, que preuve la sensation de chaleur qui se manifeste après le massage.

Après la séance, le tympan présente un aspect de vie et de santé et pendant quelques minutes, il y a chez le malade tendance à entendre déjà beaucoup mieux.

Le tintement (bourdonnement) se trouve effectivement amélioré dans un grand nombre de cas.

Naturellement une insufflation méthodique est souvent indispensable pour que la pression atmosphérique des deux côtés du tympan soit maintenue en bon état d'équilibre; cet état relevant souvent d'une inflammation des muqueuses du nez et du pharynx.

Les résultats les meilleurs sont obtenus par l'application de l'instrument deux fois par jour, en séances ne dépassant pas deux minutes, car le mouvement prolongé d'organes qui ne fonctionnent qu'artificiellement cause toujours une grande fatigue.

Le nombre de séances journalières et leur durée est variable suivant les effets ressentis par le malade.

Si les séances de plus de deux minutes sont bien tolérées on peut sans inconvénient en faire trois par jour ou prolonger les deux séances journalières.

L'intensité des vibrations doit être réglée par le malade suivant les effets ressentis.

Ce réglage s'obtient :

1° En donnant par le diaphragme iris, plus ou moins d'ouverture;

2° En se servant du bouton d'intermittence qui dans le courant de la séance de massage peut être actionné à volonté.

Certains patients dont l'oreille interne est très sensible devront se contenter de séances plus courtes si le massage amène chez eux trop d'ébranlement.

CONCLUSION

Le Massage Vibro-Pneumatique est la seule méthode logique pour ramener le jeu de la chaîne des osselets, décongestionner l'oreille et favoriser dans toute la mesure du possible le retour au fonctionnement normal de l'audition.

IMPRIMERIE CHAIX, RUE BERGÈRE, 20, PARIS. — 7588-5 21. — (Encre Lorilleux).